Duerma bien

Guía Remedio natural para el sueño saludable

Tabla de contenido

Introducción

Todo el mundo experimenta problemas para dormir de vez en cuando. Si bien esto puede ser un inconveniente, a menudo es temporal. Cuando ocasionales noches de insomnio se convierten en algo habitual de muchas noches en una fila con el sueño interrumpido, es posible que tenga un problema de sueño.

Cuando no se duerme lo suficiente durante un período prolongado de tiempo que sus impactos cansancio cada parte de su vida. Físicamente, es posible notar una disminución de la productividad y las actividades diarias. Emocionalmente, puede experimentar problemas de relación o un cambio en su personalidad. Mental, un problema crónico del sueño puede crear estrés y la ansiedad.

Hay tres categorías de la privación del sueño y el insomnio. La primera etapa, llamada insomnio "inicial", es la primera vez que se da cuenta que está teniendo dificultades para alcanzar un estado de sueño y se produce cuando se tarda más de media hora de conciliar el sueño. insomnio "Medio" es cuando se tiene dificultad para permanecer dormido. Una vez despertado, a mantenerse despierto a través de las primeras horas de la mañana. El nivel más severas del insomnio es "tarde" o "terminal" insomnio. Esto es cuando se despierta por la mañana temprano y mantenerse despierto después de dormir menos de 6 horas.

Hay una variedad de razones por las que pueda estar teniendo problemas para dormir. Si su insomnio es debido a una condición médica, su médico será capaz de ofrecerle sugerencias y apropiarse de la atención médica. Si se determina que su problema de sueño se debe a una condición médica, la condición será tratada con la intención de que esto a su vez tratar el insomnio.

Por otro lado, si sus problemas de sueño se producen debido a que están atrapados en un ciclo de noches sin dormir, o su insomnio es debido a su incapacidad para alcanzar un estado de paz interior necesaria para alcanzar el sueño, este libro es para ti. Aquí encontrará opciones saludables para probar antes de tomar potencialmente perjudicial y crea hábito auxiliares para dormir.

En este libro usted aprenderá acerca de:

- Preparando el ambiente perfecto para dormir

- Técnicas de relajación

- El papel del ejercicio y la dieta en su salud del sueño

- Cómo relajar su mente para promover el buen sueño

- suplementos naturales beneficiosos

Cuando se sigue los consejos de este libro, que tendrá todas las herramientas necesarias para detener vueltas en la cama por la noche y empezar a disfrutar de una noche completa de sueño, naturalmente. Usted se despierta sintiéndose rejuvenecido y atento, en lugar de agotado y agitado. Prepárese deriva a tierra de los sueños, naturalmente!

Capítulo 1

Los cambios de comportamiento para los sanos hábitos de sueño

Hábitos en la hora de dormir

Es esencial que el cerebro tiene la consistencia mediante la creación de un horario de acostarse para que su cuerpo puede aprender a dormirse sin medicación. Crear una estrategia de sueño para determinar la mejor rutina, y el plan a seguir la rutina de una a dos semanas antes de hacer cualquier alteración.

Su estrategia de sueño debe incluir:

- A la hora de acostarse

- Un tiempo de vigilia constante

- Un registro de todos los suplementos naturales que han intentado

- Las actividades rutinarias que no son estimulantes, tales como cepillarse los dientes o leer

Moviéndose a través de un proceso horario regular será una señal al cerebro de que es hora de ir a dormir. El resultado final deseado de tener una estrategia de sueño es el sueño regular que es relajante y refrescante.

Plan para que las 7-8 horas de sueño cada noche, y no se deje a quedarse dormido. Si se despierta la misma hora todos los días usted establecerá una rutina. Evitar las siestas durante el día porque se confunde su cuerpo, y se interrumpirá su patrón de sueño. No se puede depositar horas más de sueño, y tratar de dormir más tarde en la mañana para recuperar el sueño perdido durante la noche le hará sentirse cansado.

Cada persona tiene diferentes hábitos de sueño, así que sea paciente mientras se trabaja a través del proceso de encontrar el plan de sueño que funciona mejor para usted.

Medio Ambiente del sueño

Además de un horario regular de la hora de acostarse, es importante para hacer que el dormitorio un lugar que es propicio para el sueño. El más cómodo y relajante su espacio del sueño es, mejores serán sus posibilidades de conciliar el sueño y permanecer dormido. Tenga en cuenta estos consejos al crear su atmósfera relajante del sueño:

- Deshacerse de todas las molestias e interrupciones.

- Control de la temperatura ambiente; aire más frío (entre 65 y 70 grados F) es típicamente más cómodo para el sueño, sin embargo, fijar la temperatura a su preferencia.

- Permitir la ventilación de la sala, si es posible. Romper una ventana un poco para permitir el flujo de aire. El aire fresco que circula le ayudará a respirar profundamente, y proporcionar oxígeno que es esencial para el buen dormir.

- Use tapones para los oídos si hay ruidos fuera de la habitación. Hay muchos tipos de tapones que son específicamente para dormir, por lo que si al principio usted no encuentra la pareja perfecta, pruebe con otro.

- Enmascarar los ruidos con una máquina de ruido blanco si decide no usar tapones para los oídos. Las máquinas están diseñadas específicamente para este propósito, o puede utilizar un ventilador o aire acondicionado para proporcionar el ruido de fondo. Esto ocultará sonidos de fondo como el tráfico o un perro ladrando.

- Trate de usar un reproductor de CD para reproducir música suave de fondo.

- Su ritmo circadiano, el reloj interno de su cuerpo, se basa en los patrones de luz y oscuridad para determinar cuándo una señal al cuerpo para conciliar el sueño. Mantenga su habitación lo más oscuro posible para ayudar a su Settle cuerpo en un estado de sueño. El uso de mini-persianas y cortinas gruesas para bloquear la luz de las ventanas. Trate de usar una máscara para los ojos para bloquear cualquier luz restante.

- Tener un reloj de su cama podría ser la adición a su problema de sueño. Si está mirando el reloj durante toda la noche, la cara hacia la pared para que no se puede ver el tiempo. Constantemente mirando el reloj solo te hace pensar en el sueño, y la falta de sueño, que continúa el ciclo de la falta de sueño.

- Considere un humidificador de ambiente para los meses de invierno cuando el aire es seco.

- Use su habitación sólo para dormir. Retire el televisor, ordenador, equipo de música. Su mente debe asociar su habitación sólo con el sueño.

- Use la ropa más cómoda es el propietario. la ropa no constrictiva no se despertará en medio de la noche.

Como se puede ver aquí, hay muchos consejos diferentes para tratar de ayudar a dormir mejor. Cada individuo tiene su propia combinación única de elementos que componen su ambiente perfecto para dormir. Si una sugerencia no funciona para usted, nota marca y probar con otro hasta que encuentre lo que funciona mejor para usted.

También es importante el ambiente para dormir es el equipo utilizado para dormir. equipamiento del sueño incluye la ropa de almohadas, ropa de cama, colchones y trastornos del sueño.

Su colchón debe ser suave y firme para que su espalda está bien soportado y su cuerpo es cómodo cuando se está acostado. Asegúrese de que el colchón es apoyado completamente por el bastidor de la cama para evitar la flacidez.

El colchón también debe ser del tamaño adecuado para su cuerpo. Asegúrese de que tiene una cama lo suficientemente grande como para que tenga espacio suficiente. Si usted tiene una cama individual o doble, considerar la compra de una reina más grande o un colchón de matrimonio.

Use cualquier estilo y tipo de almohada que le resulte más cómodo. No importa lo que está hecho de tal de que le proporciona soporte para el cuello y la cabeza.

Las sábanas y las mantas deben estar limpios y planchados. Si no lo hace como la sensación escondido en aflojar las hojas para que sus pies puedan moverse libremente.

Para encontrar la temperatura adecuada para usted, experimentar con diferentes mantas de una variedad de pesos y materiales. Desde una habitación fresca es más propicio para el sueño, mantener la temperatura más baja en cuenta al seleccionar la ropa de cama.

Encontrar una posición para dormir que sea cómodo para usted y se quedó en esa posición para que su cuerpo sabe que es hora de dormir. Tanto si se está acostado boca arriba, de lado, o en su estómago, su posición favorita al instante le ayudará a relajarse.

Capitulo 2

Las técnicas de auto-ayuda del sueño

Terapia del color

El uso de la terapia del color, o "cromoterapia", es una manera única de tratar una variedad de dolencias, incluyendo, pero no limitado a, los trastornos del sueño. Cromoterapia implica estar expuesto al color de varias maneras. Que se muestra luces de colores, visualizando y la meditación de un color, que recibirá el masaje con aceites de color, y el uso de colores específicos pueden ayudar a tratar los dos problemas de sueño causados física y emocionalmente.

Cromoterapia tiene una larga historia. creencias indias antiguas practicadas cromoterapia en la medicina ayurvédica, donde se creía que los colores corresponden a las partes del cuerpo, las emociones y los aspectos espirituales de la vida. Creyeron que cada uno de los chakras, las áreas de energía en el cuerpo, vinculado a un color.

Los antiguos egipcios usaban cromoterapia mediante la ruptura de la luz del sol con lentes especialmente creados. Construyeron solariums donde practicaban cromoterapia.

Cromoterapia como la conocemos, fue desarrollado en la década de 1600 cuando el científico de Sir Isaac Newton demostró que la luz es una mezcla de color de la gama completa de colores que podemos ver.

la terapia del color de hoy en día se produjo cuando el Dr. Edwin D. Babbitt escribió sus Principios de luz y color. En esta publicación se describe cómo la terapia del color podría ser utilizado para tratar una variedad de enfermedades, incluyen dificultades para dormir.

Los 1940 fueron una época de experimentación con cromoterapia. Durante este tiempo, el científico ruso SV Cracovia experimentó con cromoterapia y determinó que cuando separó a longitudes de onda del espectro de luz que tuvo un impacto en el sistema nervioso. Por ejemplo, se encontró que la luz roja se incrementó la presión arterial y impactado las glándulas suprarrenales. La luz blanca y la luz azul se encontraron a ser relajante. Esta información innovadora todavía se utiliza hoy por profesionales de la terapia del color.

¿Cómo funciona la terapia de colorear? El color es una parte de lo que hace a la luz, y la luz tiene muchas ondas de energía diferentes. Cuando la luz entra en la retina del ojo, que toca las células fotorreceptoras del ojo. Los fotorreceptores convierten la luz en impulsos eléctricos, que señalan que el cerebro liberan hormonas. Mediante el control de la liberación de hormonas, cromoterapia se puede utilizar para tratar el insomnio y otros problemas relacionados con el sueño.

En un momento en que la medicina alternativa es cada vez más popular, cromoterapia activamente está siendo utilizado por la comunidad médica para trastornos tratar tales como la depresión y el trastorno afectivo estacional (SAD).

Algunos tipos de terapia de color sólo deben ser practicados por profesionales capacitados. Sin embargo, existen técnicas de terapia de color que pueden ser prácticas de seguridad en el hogar.

Para tratar chromatheraphy por su cuenta, siga estos consejos. Seleccione los matices que usar basan en su color recomendada. Al comer, elegir los alimentos que son de un color en particular. Pasar tiempo de visualización de un color recomendado.

Tenga en cuenta los siguientes problemas potenciales:

- Nunca reemplace el cuidado tradicional con cromoterapia para el insomnio grave.

- Epilépticos deben evitar mirar directamente a cualquier tipo de luces intermitentes.

- Al utilizar luces de colores, no mire directamente a la luz. Recibir terapia de luz de color indirectamente por mirar un objeto que está iluminado por la luz de color.

- Si usted está tomando medicamentos recetados, revise la etiqueta para un efecto secundario sensibilidad a la luz. La exposición a la luz brillante podría causar un problema.

Actividad física

Hacer ejercicio durante el día es un factor importante en la calidad de su sueño por la noche. Si está físicamente activos durante el día, su cuerpo será capaz de relajarse y conciliar el sueño más fácil. El ejercicio ayuda al cuerpo a lidiar con el estrés y la ansiedad diaria. Que afecta a los químicos en su cerebro, y la cantidad de ejercicio está directamente relacionada con su salud física y emocional. El ejercicio regular le ayudará a dormirse y mantener un estado de sueño debido a sus ciclos de sueño se vuelven más consistentes y la transición entre ellos se hace más fluida. Trate de trabajar el ejercicio en su vida diaria para evitar el insomnio.

Al conseguir la actividad física, el plan para ejercer más de 3-4 horas antes de acostarse. Para beneficiarse al sueño, ser físicamente activo en la tarde o al anochecer.

Trate de ser físicamente activo por lo menos 20-30 minutos al día, 3-4 veces por semana. Las actividades aeróbicas por lo general funcionan mejor para el insomnio remedio, y las actividades pueden variar desde un paseo de una carrera riguroso. Al hacer que su ritmo cardíaco sube, la mejora de su capacidad pulmonar, y la adición de oxígeno en su sangre, su cuerpo estará en una mejor salud y usted estará en su camino a la corrección de forma natural su problema de sueño.

Además del ejercicio aeróbico, hay otros tipos de actividad física que puede hacer para combatir el insomnio. Considere el yoga o el Tai Chi. Yoga afecta a los músculos del cerebro y del núcleo y mejora la circulación sanguínea. El uso de técnicas de respiración de yoga le ayudará a relajarse y vivir con menos estrés. Tai Chi incorpora la respiración con los movimientos del cuerpo en un estilo de movimiento lento que es perfecto para las personas con dolor en las articulaciones u otros problemas que le impiden el ejercicio de alto impacto.

Si la adición en su rutina diaria de 30 minutos de ejercicio es demasiado difícil, trate de añadir pequeños bloques de actividad física. Hacer pequeños cambios, como tomar las escaleras en vez del ascensor, o estacionamiento del propósito más lejos de su destino le ayudará a vivir una vida saludable, lleno de energía.

Relajación a través de la meditación

Es lógico pensar que cuanto más relajado esté, más probabilidades hay de dormirse y mantener un estado de sueño satisfactorio. Es esencial para relajar su mente con el fin de caer rápidamente dormido. Mediante el uso de la meditación se puede dejar de pensar, preocuparse, o lo que cada vez más está pasando por la cabeza.

Hay varias meditación y la visualización diferentes métodos que le ayudarán a relajarse. Pruebe uno de estos estilos de meditación:

1. **método del punto focal**. Seleccionar un punto focal, si se trata de un mantra, el punto visual, o incluso su propia respiración. Un mantra es una palabra o una fase que se repite, ya sea en su mente o en voz alta para ayudarle a concentrarse en la meditación. El uso de un mantra u otra ayuda voluntad punto focal a mantener el rumbo y mantener su mente se distraiga. Usted necesita ser disciplinado para la práctica de este método de meditación, porque los pensamientos vendrán a la cabeza y se le tentado a pensar en otras cosas. Este método será más fácil cuanto más lo practicas.

2. **meditación en la respiración-enfocado**. Encontrar un espacio cómodo, tranquilo y sentarse en el suelo, usando un cojín si así se desea. Sentado con las manos en su regazo,

calmar su cuerpo y cierra los ojos. Inhalar y exhalar por la nariz. Hacer un esfuerzo para concentrarse en su respiración, contando cada respiración dentro y fuera hasta llegar a diez. Seguir contando en grupos de diez hasta que comience a sentirse relajado. Vaciar su mente de todo y concentrarse sólo en el conteo mientras inhala y exhala. Si los pensamientos entren en tu mente, reconocer que ellos están allí y que se vayan, de nuevo se centra en la respiración. Cuando se tiene meditando terminado, tomar conciencia de su cuerpo una vez más y estiramiento antes de levantarse.

3. **Imágenes guiadas**. Este método combina la visualización con la meditación y la hipnosis. Este tipo de meditación se guía y se le llevó a visualizar la relajación, lo que le ayuda a sentirse relajado. Encontrar un lugar que es tranquilo y poco iluminado Utilizando una cinta o CD, reproducir una grabación de imágenes pregrabadas. La imaginación guiada por lo general comienza con la respiración profunda y otros ejercicios de respiración profunda. Cuando se relaja, su imaginación se llena de vida y la grabación le guiará a través de una variedad de escenas, utilizando su imaginación para ayudarle a encontrar la tranquilidad y la relajación. escenarios de imágenes guiadas comunes incluyen paseos junto a la playa, excursiones de montaña, paseos por la naturaleza o por el bosque. Al final de la

sesión de imágenes guiadas usted debe sentirse tranquilo y relajado.

Los métodos de meditación antes mencionados son sólo una muestra de la amplia gama de opciones disponibles. Experimentar con estos y otros de investigación, para encontrar uno que ayuda a combatir el insomnio.

La respiración simple: Respiración y Relajación

La respiración es la forma más simple y más fácil de encontrar una completa relajación y reducción del estrés. Cuanto más profundamente que respiramos, el más sereno que se convertirá. Estos consejos de relajación le ayudará a su cuerpo hacia abajo viento y prepararse para dormir.

La primera vez que en la cama:

Acostarse y respirar profundamente por la nariz. Imaginar el movimiento de aire en el estómago. En su próxima inhalación, respirar durante cuatro segundos. Exhale lentamente a través de los labios fruncidos, mientras cuenta hasta ocho. Usted se sentirá la tensión salir de su cuerpo con cada exhalación. Repita esta técnica seis a diez veces para la relajación inmediata. Practicar la respiración profunda diaria para desarrollar un hábito saludable de relajación regular. Calmar su mente le ayudará a conciliar el sueño.

Antes de ir a la cama probar esta técnica de relajación:

Acuéstese de espaldas al suelo y los brazos a los lados, las palmas hacia arriba. Sus pies deben estar separados cómodamente. Con los ojos cerrados, mentalmente concentrarse en cada parte de su cuerpo, tensando luego soltando cada grupo de músculos. Comenzando en la parte superior de su cabeza, a liberar la tensión mientras se mueve lentamente por su cuerpo. Siente la frente, los ojos y la boca. Trabajo a través de los hombros, el cuello y la espalda. Baje hasta los dedos del pie, a continuación, tomar el sol en el estado relajado que ha logrado. Concéntrese en su respiración, asegurándose de aliento proviene de su estómago. Respirar profundamente y lentamente, dejando de lado todas sus preocupaciones y el estrés. Cuando su cuerpo sabe que está bien dejar de lado sus preocupaciones y estrés, podrás ir a dormir de forma natural.

Hay muchas otras técnicas de respiración y relajación. A través de su propia experimentación y la práctica se puede encontrar uno que funcione bien para usted.

Música y sonidos de inducción del sueño

Usando el ruido como una herramienta para ayudar a conciliar el sueño se ha hecho desde el principio del tiempo. La forma más temprana de esta técnica es la canción de cuna, que se ha aliviado con éxito incluso el bebé más cólicos. Hay muchos CDs y dispositivos de sonido en el mercado hoy que están diseñados para tener el mismo efecto que una madre cantando o tarareando un niño a dormir. Aqui hay algunas sugerencias:

- Relajantes CD de música clásica o cintas son una maravillosa manera de relajarse y poner su mente en la facilidad. Busque "Música Barroca" de Mozart, "Canción de cuna" de Brahms, y "Vals" de Strauss. Esta es sólo una pequeña muestra de los muchos, selecciones disponibles.

- Probar algo calmante y moderno. Ambient Electronica, que también se llama "downtempo" y "chill-out", es una gran manera de relajarse. mezclando suavemente un latido continuo de estilo tecno, el sabor de la música al estilo de la casa de progresiones irregulares y ritmos únicos, Ambient Electronica tiene melodías suaves y calmantes efectos de sonido. Unas pocas opciones bueno tratar son Aphex Twin, Brian Eno, el orbe, y Future Sound of London.

- Al tratar de la Nueva Era / música tribal hay muchas grabaciones para elegir. El sonido de este estilo es similar a Ambient Electronica, pero se utilizan únicos instrumentos no electrónicos como el clave, campanas, campanas y didgeridoos. El ritmo es a menudo similar a la de un círculo de tambores y en ocasiones implica sonidos guturales garganta y cantos.

- Si prefiere mantenerse alejado de la música, siempre hay no musical CDs efecto de sonido o cintas. Estos a menudo cuentan con murmullos de arroyos, las olas, la lluvia, cantos de ballena, cascadas, y otros sonidos encuentran en la naturaleza. Si usted es un habitante de la ciudad que está teniendo problemas para dormir debido a que es demasiado tranquilo, hay grabaciones de ruidos de la ciudad, tales como coches de bomberos, el tráfico y los aviones sólo para ti.

- máquinas de sonido están ampliamente disponibles y se pueden encontrar en muchos puntos de precios diferentes. Por lo general, aproximadamente del tamaño de un reloj de alarma, por lo general vienen con una selección de sonidos para elegir. Puede seleccionar cómo reproducir las grabaciones, ya sea como un bucle continuo o durante un período de tiempo preestablecido. Algunas máquinas de sonido incluso se construyen en los relojes de alarma, y se pueden utilizar para despertarte con suavidad. Al decidir qué estilo de la unidad de compra, tenga en cuenta que las unidades que se puede escuchar sonidos sintetizados son los mejores, porque imitan más de cerca el sonido natural. La segunda opción es un dispositivo de sonido que sólo paga las muestras registradas.

El estilo de música que funciona mejor depende por completo de la persona. Algunas personas responden mejor a la música no lineal, mientras que a otros les resulta más fácil quedarse dormido con el calmante de percusión en el fondo. Algunos prefieren pulsaciones aleatorias y el tempo, otros como un patrón constante de la música. Tratar varios tipos diferentes para encontrar el estilo que prefiera.

Un dato interesante, la relación de la música con el sueño es el foco actual de un estudio llevado a cabo por la Universidad de departamento de psiquiatría de Toronto y Toronto Western Hospital. En su clínica del sueño, que están investigando "música cerebral". música cerebro es lecturas de EEG, convertidos a la música a través de un programa informático diseñado para componer música personalizada en base a las lecturas de EEG. las ondas cerebrales de cada durmiente son observados y estudiados. Los científicos determinan los sonidos rítmicos y tonales que el individuo es más sensible a la entrada y que en un ordenador. Un programa de computadora se utiliza para desarrollar una "banda sonora" de la música personalizada que invocará los mismos patrones de ondas cerebrales cuando la persona está intentando conciliar el sueño más tarde. Existe evidencia que muestra este método personalizado de la terapia de la música es muy eficaz.

Reduciendo Su Estimulación de la tarde

La mejor rutina de la noche es uno que te deja sentir relajado y listo para ir a la cama. Si usted está experimentando problemas para conciliar el sueño, puede ser beneficioso para evitar estímulos externos para una hora o así antes de acostarse. Estimulación, como ver la televisión, mantiene su mente activa y alerta. Si le resulta difícil renunciar a la televisión antes de acostarse, trate de seleccionar espectáculos que son calmantes en lugar de programas agresivos, llenos de acción.

Cuando la reducción de la estimulación por la noche para promover hábitos de sueño saludables, siga estos consejos:

- Mantener su libre de la televisión del dormitorio. Esto ayudará a su cuerpo y mente se asocian con el dormitorio para dormir solamente.

- No haga ejercicio hasta tres horas antes de la hora de dormir. Recuerde que el ejercicio se despierta su cuerpo, ya menos que la actividad física se hace bien antes de planificar para ir a la cama, va a trabajar en contra de usted cuando se trata de dormir.

- Plan para relajarse al volver a casa después de estar fuera. Si se salta directamente a la cama, su mente y su cuerpo no podrían tener suficiente tiempo para descomprimir y deslizarse en su rutina de la tarde.

- Trate de leer. No técnica de lectura podría ayudar a hacer sentir cansado. Evitar relacionado con el trabajo o material excesivamente complicado.

- Evitar dormirse sin necesidad de apagar la luz. Esto le ayudará a levantarse en la noche y alterar los ciclos de sueño, así como la hora de acostarse rutina.

El objetivo es definir la delgada línea entre la estimulación y la relajación la hora de decidir cómo relajarse. Ser capaz de relajarse fácilmente en la noche será de vital importancia para su éxito en conciliar el sueño de forma natural.

Manténgase alejado de los estimulantes internos

Si bien hay muchas estimula externos en su entorno, también son estimulantes que afectan a su cuerpo desde el interior. Impactando la forma de sentir, pensar y relajarse, estos productos contienen cafeína, azúcar y productos químicos. Si bien no es necesario para eliminar por completo estos elementos de su dieta, usted tiene que prestar atención y estar seguro de no ingerir ellos después de la cena a la dificultad para evitar dormirse.

- **Las bebidas con cafeína**. La cafeína se despierta su cuerpo y mente mediante el aumento de la frecuencia cardíaca. Puesto que tiene este efecto, se considera un estimulante. Café, refrescos de cola, té y bebidas de chocolate contiene cafeína. Tenga su última bebida con cafeína por lo menos 3-4 horas antes de acostarse para evitar tener dificultad para dormir.

- **Chocolate.**El chocolate tiene cafeína y el azúcar, los cuales son estimulantes que le impiden tener una noche de sueño reparador. No comer chocolate durante 2-3 horas antes de la hora de dormir.

- **Alcohol**. Mientras que las bebidas alcohólicas pueden hacer sentir cansado y ayudarle a conciliar el sueño, el sueño no es reparador normalmente. Por ejemplo, usted puede encontrarse despertarse en medio de la noche sensación deshidratada, y luego tener la espalda cayendo problemas para dormir. Al igual que con cualquier otro medicamento que puede llegar a ser adictivo, usted no desea crear una dependencia cada noche en alcohol para conciliar el sueño por la noche.

- **De fumar.**El tabaco contiene nicotina que es un estimulante. dependencia de la nicotina de su cuerpo puede hacer que su cuerpo se despierta cuando el nivel de nicotina en la sangre es baja. Trate de no fumar en las horas antes de acostarse.

La cafeína en Común bebidas y drogas	
bebidas	
café preparado, el método de goteo, taza 5 oz	60-180 mg de cafeína

El café instantáneo, 5 oz vaso	30-120 mg de cafeína
El café descafeinado, 5 oz vaso	1-5 mg de cafeína
té elaborado, 5 oz vaso	60-180 mg de cafeína
té instantáneo, 5 oz vaso	25-50 mg de cafeína
Té helado, 12 oz vaso	67-76 mg de cafeína
Cola, 12 oz vaso	36-47 mg de cafeína
Chocolate	
Oscura / semidulce, 1 oz.	5-35 mg de cafeína
Los medicamentos de venta sin receta	
Dexatrim	200 cafeína mg
No Doz	100 mg de cafeína
Excedrin	65 mg de cafeína

Sus asuntos de dieta

Sus impactos dieta su capacidad para conciliar el sueño y mantener el sueño durante la noche. Al comer una dieta saludable, baja en alimentos procesados, azúcar, grasas y conservantes, es posible que usted puede detener el ciclo de insomnio y mejorar su salud en general.

Tenga en cuenta estas pautas para una dieta saludable de sueño:

- Siga las pautas diarias recomendadas de frutas y verduras.

- Aumentar los hidratos de carbono complejos en su dieta.

- Comer proteína que es baja en grasas, y considerar sustitutos de la carne como el tofu o hamburguesas vegetarianas.

- Evitar los alimentos picantes y pesados.

- Si necesitas un aperitivo antes de acostarse, que sea baja en grasa y azúcar.

- Comerte última comida cuatro o más horas antes de acostarse.

- Trate de no comer en exceso en su comida nocturna, ya que podría sentirse soñoliento inmediatamente después de comer. Como alternativa, asegúrese de comer lo suficiente para que usted no es voraz al acostarse.

- Beber mucha agua durante todo el día. Un cuerpo bien hidratado no se despierta en la noche debido a la deshidratación. Beba ocho vasos, equivalentes a 2 litros de agua por día.

Ten cuidado de alergias a los alimentos que podrían ser sutilmente le causan trastornos del sueño. alergias a los alimentos comunes que pueden afectar sus patrones de sueño son el trigo, productos lácteos, maíz y chocolate.

Una dieta sana y equilibrada le ayudará a ser una persona más saludable en general. estado general de salud es un factor muy importante en su capacidad para conciliar el sueño naturalmente. Si su consumo diario de alimento es saludable, su cuerpo y su mente estará sano y bien nutrido, lo que ayuda a dormir profundamente sin despertarse por la noche.

¿Es usted alguien cuya mente está llena de pensamientos de su familia, sus finanzas, su trabajo y el futuro, cuando se está tratando de conciliar el sueño? ¿Le resulta difícil dejar de pensar y / o preocuparse por las cosas el tiempo suficiente a la deriva? Si su mente está ocupada antes de acostarse, puede conducir a sacudir constante y girando y el insomnio.

Si te preocupas por situaciones en la vida, hay algunas técnicas que puede utilizar para ayudar a poner la preocupación de su mente, y se duermen. En primer lugar, darse cuenta de que ahora es el momento de dormir, y las situaciones y eventos que están causando estrés que estará allí mañana. Trate de hacer una "preocupación Notebook." En un cuaderno designado para este fin, crear una lista de lo que está causando que el estrés y la ansiedad antes de ir a la cama. A continuación, pasar por la lista e identificar los elementos que pueden ser tratados con el mañana. La lista de elementos de la lista para mañana, entonces se convierte en su lista de tareas para el día siguiente. Esto le ayudará a sentirse más en control y positivo de la situación.

En la sección separada de su ordenador portátil, crear una lista de cosas que le preocupan, pero están fuera de su control. Volver a confirmar a sí mismo que no tienen poder para cambiar estas cosas.

Cuando haya terminado sus listas, poniendo el cuaderno y recuerde que usted tiene poner estas cosas fuera de su mente, y sobre el papel, y no pensar en ellos de nuevo hasta mañana. Si se encuentra pensando en estos factores de estrés durante la noche, recuerde firmemente a sí mismo que han desechado la portátil hasta la mañana y ahora es tiempo de sueño.

Otra idea para deshacerse de su preocupación y la ansiedad es escribir en un diario todos los días. Junto con un registro de su día, asegúrese de incluir lo que le molesta y provoca que el estrés. El punto principal de este ejercicio es poner sus sentimientos en papel, liberando de este modo de pensar y preocuparse por ellos durante la noche.

Para ambas técnicas, el acto de escribir su ansiedad y preocupación, le da permiso para descansar por la noche y manejar sus sentimientos al día siguiente.

Además de estas técnicas, considerar el uso de las puntas de relajación que se detallan en el capítulo anterior. El yoga y la música suave o sonidos relajantes puede ayudar a despejar su mente. Considere tratando lectura ligera para mantener su mente de pensamientos preocupantes. Si usted enseña a su mente a relajarse, le resultará más fácil para lograr una noche de sueño reparador.

Hora del baño

Un baño caliente relajantes o menos una hora antes de acostarse le relajará y ayudará a sentirse con sueño. No trate de ir a dormir inmediatamente después del baño porque el agua caliente tiene un efecto estimulante en su cuerpo mediante el aumento de su temperatura corporal. Después del baño, es probable que encuentra el conseguir somnoliento como la temperatura del cuerpo vuelve a la normalidad.

¿Cómo funciona un baño caliente ayuda a dormir mejor? El agua caliente se relajará los principales grupos musculares, ayudar a su sistema circulatorio, y elevar su temperatura corporal. Cuando su temperatura vuelve a la normalidad núcleo alrededor de una hora después del baño, usted todavía se sienta relajado y cómodo, y su cuerpo va a estar listo para el sueño.

La creación de una experiencia tranquila hora del baño es fácil y agradable. Para crear un ambiente relajante baño, encender velas y utilizar la iluminación tenue en el baño. Experimentar con aceites aromáticas o incienso. Aplica un poco de luz, música tranquila, y disfrutar del entorno apacible.

Otra forma de hacer que su baño especial es agregar hierbas al agua. Hacer una hierba mezclada para aprovechar las cualidades relajantes de la hierba. Ponga la bolsita en la bañera cuando se está llenando, y mantenerlo bajo el agua caliente mientras que empapa. Relajarse en la bañera mientras disfruta de los aromas herbales. Unas hierbas reconfortante para probar son lavanda, manzanilla, menta, flor de la pasión, y la flor de cal.

Hay muchos aceites aromáticos en el mercado que son creados para inducir la relajación. Cerca de 4-5 gotas de aceite esencial se añaden al baño después de la bañera se llena. Al decidir sobre un aceite esencial con el uso, intento de rosa, manzanilla, lavanda, el lúpulo, ylang-ylang, vetiver, o neroli para un baño relajante.

Baño de polvo es una tercera opción de mejoras que se pueden agregar a su baño. Esta receta de polvo de baño debe ser añadido al agua mientras se está llenando la bañera.

Leche y miel baño Polvo

½ taza de miel

3 tazas de leche en polvo

capullos de lavanda

Preparación

Mezclar bien todos los ingredientes en un recipiente grande. Añadir unas cucharadas del baño de leche de agua caliente en la bañera. Almacenar cualquier mezcla restante en un recipiente sellado.

La hora del baño es una gran manera de promover la relajación y somnolencia. Experimenta con varias hierbas y aceites para encontrar los que funcionan mejor para usted.

Capítulo 3

Remedios herbales y suplementos

Las hormonas naturales de su cuerpo

La melatonina (llamado químicamente 5-metoxi-N-acetiltriptamina) es una hormona de origen natural en los seres humanos. La glándula pineal, un pequeño órgano en el centro de nuestro cerebro, segrega melatonina por la noche para ayudar a nuestro cuerpo a mantener un horario de sueño.

El reloj interno del cuerpo que nos dice cuándo dormir y cuándo despertar es el ritmo circadiano del cuerpo. Este ritmo se regula por la melatonina.

La oscuridad estimula la glándula pineal a la liberación de melatonina, mientras que reprime la luz de la liberación de la melatonina. Los investigadores han encontrado que la liberación de la glándula pineal, y la producción de melatonina disminuye a medida que envejecemos. Esto explica por qué los jóvenes suelen tener menos problemas relacionados con el sueño que las personas mayores.

Los científicos han sintetizado melatonina de origen natural, y ahora está disponible over-the-counter como un suplemento. no necesita receta médica, y el suplemento está disponible en las drogas y la salud tiendas de alimentos en los Estados Unidos.

La melatonina no está regulado por la Administración de Alimentos y Medicamentos (FDA) o cualquier otra agencia gubernamental. Dado que es de origen natural en algunos alimentos, el Suplemento y Educación de EE.UU. Ley dietética de 1994 permite que esté disponible como un suplemento dietético.

La melatonina se ha demostrado tener éxito cuando se utiliza para tratar los problemas del sueño. Dos de las situaciones de sueño más ayudado por suplementos de melatonina son el insomnio relacionado con el jet-lag y trastornos de la fase retardada del sueño.

La cantidad de melatonina debe tomar? Cada individuo debe comenzar con una pequeña cantidad de melatonina (aproximadamente 1 mg), y aumentar su dosis si es necesario. La melatonina viene en forma de píldora y el rango más comúnmente de 1 mg a 3 mg.

¿Cuándo se debe tomar melatonina? Para una eficacia máxima, tomar melatonina alrededor de una media hora antes de la hora de dormir. Si el sueño regularmente durante la noche, usted no debe tomar melatonina durante el día, ya que puede afectar a su ritmo circadiano. Lo contrario es cierto si usted duerme durante el día y el trabajo por la noche. Si desea evitar el jet lag cuando se viaja a través de muchas zonas horarias, tomar una dosis antes de volar y una segunda dosis 30 minutos antes de ir a la cama.

Como con cualquier suplemento, hay que considerar varios aspectos. A pesar de que la melatonina se ha utilizado durante mucho tiempo y sin problemas o efectos secundarios, no es aprobado por la FDA, y no está regulada por ninguna agencia reguladora. Cualquier cosa que ingieren que no está aprobado por la FDA no tiene un sello de aprobación relativa a la seguridad o la pureza del suplemento, y la eficacia del producto no puede ser garantizada. Otra preocupación es la falta de estudio y la información con respecto a las interacciones con otros medicamentos.

Consulte a un médico antes de tomar melatonina si tiene diabetes, un trastorno depresivo, una enfermedad auto-inmune, la epilepsia, el trastorno linfoproliferativo, leucemia, o si está tomando un inhibidor de la MAO. Este producto debe ser utilizado únicamente por adultos y no debe ser utilizado por niños, adolescentes o mujeres embarazadas o en periodo de lactancia.

Los beneficios de la manzanilla

Camomilla Matricaria, Comúnmente llamada "Manzanilla", es originaria de Europa meridional y central. Esta planta de floración es ahora ampliamente cultivado en los Estados Unidos, Argentina, Australia, Egipto y el norte de África. Las hojas y las flores se secan y se usan como té, ya sea en bolsitas de té o en forma de té a granel.

Durante siglos, la manzanilla se ha utilizado como un suplemento para fomentar el sueño. Uno de los beneficios del uso de manzanilla como una ayuda para dormir es que no tiene que ser tomado durante un largo período de tiempo para ser eficaz. La manzanilla puede ser utilizado para tratar la ansiedad y el insomnio en el acto.

Hay algunas maneras de utilizar la manzanilla. Se puede colocar en una bolsita bajo la almohada. Trate de elaboración de la cerveza un té y beberlo 30-45 minutos antes de ir a dormir. La manzanilla es más eficaz en el tratamiento transitorio (o leve) insomnio.

La sustancia química natural en la manzanilla que promueve la somnolencia y alienta el sueño se llama chrysin. Chrysin también se encuentra en flor de la pasión (Passiflora encarnados), que es otra ayuda para dormir a base de hierbas y reductor de la ansiedad.

Si encuentra que su insomnio es debido a la congestión y / o alergias, manzanilla trabaja como antihistamínico para reducir la hinchazón de alergias y ayuda a dormir mejor. Sin embargo, la manzanilla puede crear una reacción alérgica similar a la de la ambrosía y otras plantas de la misma familia como aster o crisantemo. Evitar tomar manzanilla si tienes estas alergias.

Receta de té de manzanilla (una porción)

1 taza de agua

1 cucharadita flores de manzanilla

jugo de limon

miel

Preparación

Añadir la manzanilla para agua hirviendo, ya sea usando un infusor de té o directamente en el agua. Tapar y hervir durante 35-40 segundos. Retire la cacerola del fuego y dejar que el té reposar durante un minuto. Si el uso de té a granel, retire con un colador. Servir con miel y un toque de limón. Para un efecto calmante añadido, utilizar unas hojas de bálsamo de limón, Melissa officinalis también llamados, en lugar del jugo de limón.

Las propiedades calmantes de la lavanda

La lavanda se originó en el Mediterráneo occidental y se cree que los árabes que han sido los primeros en domesticar los arbustos de floración. Los romanos más tarde se extendió el cultivo y el cultivo de la planta a través de Europa. Los peregrinos trajeron lavanda para América. Lavanda también fue una de las primeras plantas traídas a Australia en el 1800 de.

Muchos jardines de hierbas contienen crecido jardín o recipiente de lavanda adulto. La lavanda se cultiva en suelos poco alcalina, en un lugar soleado y con buen drenaje.

aceites esenciales de lavanda actúan como un tranquilizante para calmar el sistema nervioso central, por lo que es muy eficaz como un remedio herbal para el insomnio. Las flores y hojas secas pueden cocerse y se bebe en un té, o aceites esenciales de la planta se pueden extraer de la planta. Los aceites esenciales se pueden aplicar a la piel como un relajante muscular, o el aroma pueden ser inhaladas como se utiliza en la aromaterapia. Puesto que los pies son conocidas como un área del cuerpo que se absorbe rápidamente productos de aplicación tópica, el masaje de aceite de lavanda en los pies tendrá un efecto calmante. El aceite esencial puede ser vaporizado en un vaporizador o añadido a un baño caliente y se inhala. También puede crear una bolsita de las hojas y flores secas, rociar con aceite esencial de lavanda, y deslizarse debajo de la almohada.

Algunas personas que se aplican por vía tópica lavanda han experimentado una reacción alérgica cuando los contactos de aceite de la piel. Siempre realizar una prueba de alergia en un pequeño parche de piel a prueba de sensibilidad antes de utilizar una aplicación completa.

También es importante señalar que no todas las especies de lavanda tienen los mismos efectos calmantes. lavanda español, por ejemplo, se utiliza para fortalecer y despertar el cuerpo.

Lavanda y té de menta *(una porción)*

1 cucharadita de flores de lavanda fresca (o ½ cucharadita seca)

1 ½ - 2 cucharadas de hojas de menta fresca (o 2 cucharaditas de secado)

1 taza de agua

Otras hierbas como el romero, melisa o hierba luisa, o geranio rosa para darle más sabor

<u>Preparación</u>

El uso de un vaso de agua, mezclar la lavanda y menta. Puede utilizar un infusor de té o simplemente añadir las hojas sueltas y se cuela después. Añadir agua hirviendo y dejar reposar durante cinco minutos.

Hecho a mano lavanda Bolsita

Secos o lavanda fresca

Aceite de lavanda

Un paño o pañuelo

1 aguja grande para encajar una cinta, 1 aguja de tamaño regular

Hilo, ¼" cinta ancha

Preparación

1. Preparar el pañuelo doblando por la mitad, a continuación, doblando por la mitad una segunda vez, la creación de una bolsa. Si usted prefiere un aspecto nítido y planchar los bordes.

2. Usando la aguja roscado, coser tres de los cuatro lados.

3. Llenar la bolsa con lavanda a través del lado sin sembrar. Use suficiente de la lavanda para llenar la bolsa, pero no lo hacen overstuff ella. El producto final se parecerá a una bolsa de frijoles. Añadir aproximadamente 8-10 gotas de aceite esencial a la lavanda seca.

4. Con la aguja más grande roscado con la cinta, sin apretar coser el lado abierto para mantener todo el interior de contenidos bolsita.

5. Cuando sellada, el nudo de la cinta y disfrutar de su bolsita hecha en casa!

El uso medicinal de la raíz de valeriana

*Valeriana officinalis,*también conocido como "raíz de valeriana", se considera que es uno de los más eficaces remedios naturales disponibles para el insomnio. El ver los beneficios de la raíz de valeriana, la hierba se deben tomar regularmente durante un período de aproximadamente un mes para ver los resultados. Después de tomar la raíz de valeriana durante aproximadamente un mes, se encuentra que invita a la relajación y el sueño profundo.

Valeriana flores de raíz finales de la primavera, y se encuentran típicamente en los pastizales y páramos salvajes. Los rizomas y raíces son las partes de la planta que se utiliza para la mayoría de las hierbas medicinales. Muy a menudo la raíz de valeriana se recoge en septiembre y se seca para hacer productos a base de hierbas ampliamente disponibles.

En Nestlé Research Laboratories de Suiza, los investigadores PD Leatherwood, Ph.D., y F. Chauffard, Ph.D., determinaron que la dosis eficaz de valeriana como una ayuda para dormir es de 450 mg. Las dosis más altas causa somnolencia sin ser más eficaz. Leatherwood también encontró en un estudio separado que la raíz de valeriana no sólo era eficaz como un relajante, sino que también mejoró la calidad del sueño.

Se entiende que el impacto de la raíz de valeriana en el cuerpo es similar a la de benzodiazepina, un ingrediente de Valium ™. Una de las ventajas de la raíz de valeriana sobre otros sedantes es que no hay día siguiente turbidez o somnolencia. Se ha dicho que el nombre de Valium vino de la raíz de valeriana, pero es importante tener en cuenta que son químicamente completamente diferente y no deben ser considerados a estar relacionados.

pastillas para dormir prescritas pueden ser tóxicos, sin embargo, la raíz de valeriana es no tóxico y no obstaculiza la capacidad de conducir ni negativamente interactuar con el alcohol. La raíz de valeriana se utiliza para proporcionar alivio de los trastornos de ansiedad, y actúa como un sedante para fomentar el sueño reparador.

Herbolarios recomiendan en algún momento de tomar la raíz de valeriana fresca sobre el extracto debido a la posibilidad de un efecto estimulante en diferido en algunas personas. Dependiendo de la química de su cuerpo, la raíz de valeriana a veces causa un efecto sedante inicial, a continuación, varias horas más tarde proporciona un aumento de energía, obviamente no es un rasgo deseable cuando se toma como una ayuda para dormir. La raíz de valeriana fresca es menos probable causa un efecto estimulante retrasado.

Un Mundo de otras hierbas

kava

Piper methysticum, También llamado "Kava", se encuentra principalmente en Samoa y Tonga en el oeste de la Polinesia, así como la mayor parte de Melanesia y Micronesia. Este arbusto es parte de la familia de la pimienta (Piperaceae).

Kava está ampliamente disponible en tiendas de alimentos saludables y viene en varias formas. Se utiliza como un tratamiento sobre el terreno para la ansiedad. El más popular es el extracto de kava, que está disponible en un aerosol conveniente que se puede mantener a mano para un chorrito rápida bajo la lengua cuando se encuentra en necesidad de alivio de la ansiedad inmediata. kava prima también está disponible, pero se recomienda para la compra de la raíz lateral de alta calidad para obtener los mejores resultados.

herbolarios profesionales dicen dosis diaria eficaz de que la kava es entre 70 y 200 mg de kavalactonas. Kavalactonas son los principales componentes activos de la kava que tienen el efecto psicoactivo. La mejor dosis para animar una noche de sueño reparador es de 150-200 mg, tomada aproximadamente 20-30 minutos antes de ir a dormir.

Bálsamo de limón

Melissa officinalis, Comúnmente conocido como "bálsamo de limón", tiene un sabor a limón agradable, y se utiliza a menudo en un té relajante y sabroso.

Se encuentra principalmente en el norte de África y el sur de Europa, esta hierba perenne es parte de la familia de la menta. Se puede cultivar en un jardín de hierbas con un suelo bien drenado, y el bálsamo de limón hace bien en suelos arenosos con pleno sol.

Pruebe un té de bálsamo de limón mediante la adición de 2 cucharaditas de secado bálsamo de limón a 1 taza de agua hirviendo. Preparar el té durante 10 minutos y beber inmediatamente antes de la hora de dormir.

encarnado Passaflora, También conocida como "flor de la pasión", se utiliza a menudo como un relajante, y se toma para calmar los músculos y el sistema digestivo, y ayuda en la digestión. Se toma en forma de té.

Flor de la pasión crece en el sur de Estados Unidos y América Latina, y es también conocido por su nombre popular vid de la pasión y Maypops. A lo largo de la historia de flor de la pasión se ha utilizado como un sustituto de tabaco y como tranquilizante.

Algunos herbolarios consideran flor de la pasión de ser el mejor remedio herbal para tratar el insomnio intransigente. Flor de la pasión no es adictivo y proporciona un alivio de insomnio. No hay efectos secundarios conocidos, y la flor de la pasión puede ser utilizado por los ancianos y los niños sin preocupación.

flor de la pasión seca hace un té muy eficaz. Para preparar el té flor de la pasión, empinada 1 cucharadita de hierba seca en una taza de agua hirviendo durante 15 minutos. Bebida de té 30 minutos antes de la hora de dormir.

amapola de California

californica eschscholtzia, Comúnmente llamada "la amapola de California" contiene protopine. Protopine tiene un efecto similar al de la morfina en el cerebro. La amapola de California no tiene el mismo narcótico como su hermana la amapola del opio, aunque hay un gran parecido en su estructura. La amapola de California no es adictiva. Los científicos no han estudiado activamente los efectos de la amapola de California así que no hay directrices para la dosificación.

El lúpulo

Humulus lupulus, También conocido como "saltos", son el principal ingrediente saborizante en la cerveza. Los saltos son los estróbilos, o frutas, de la planta. La planta de lúpulo es un miembro de la familia cannibis. El lúpulo se suelen utilizar en combinación con otras hierbas cuando se utiliza por sus cualidades sedantes, aunque puede ser utilizado efectivamente en su propia también. Hops vienen como stobiles secas, cápsulas, y tabletas, y se utilizan comúnmente como un té relajante o como una bolsita colocada debajo de la almohada.

Para hacer una bolsita, siga las instrucciones dadas previamente bolsita de lavanda, sólo hay que cambiar la lavanda con una mezcla de ¼ de taza stobiles hop, 1/8 taza de flores de manzanilla, y 1/8 taza de lavanda. Espolvorear con aceite de lavanda y coser lado abierto. Disfrutar de los aromas calmantes proporcionados por su nueva bolsita.

Trate de mezclar la miel a la leche caliente o té de hierbas para beneficiarse de sus cualidades sedantes. Añadir una cucharadita de miel y extracto de vainilla una gota a una taza de leche caliente y disfrutar inmediatamente antes de irse a dormir.

Los suplementos de vitaminas y minerales

Mediante la adición de vitaminas y minerales a su dieta balanceada, es posible encontrar el alivio de insomnio. Muchas personas no están recibiendo suficiente cantidad de ciertas vitaminas y minerales que son necesarios para dormir bien. Uno de estos suplementos nutricionales puede ayudar:

- **Calcio**. La falta de calcio en la dieta puede causar la incapacidad de dormir. Combinar un suplemento de 600 mg al día con comida para el mejor efecto.

- **Magnesio**. Una deficiencia de magnesio puede causar nerviosismo resultante en dormir poco profunda y la incapacidad de quedarse dormido. Un suplemento de 250 g toma diariamente, o la adición de alimentos ricos en magnesio como almendras, algas y salvado de trigo puede ayudar.

- **La vitamina B-6 (piridoxina)**.Se necesita la vitamina B-6 para producir los niveles de serotonina requeridos por el cuerpo para desencadenar el sueño. La dosis recomendada de B-6 es 50-100mg al día, y se puede tomar en forma de levadura nutricional y se mezcla en un vaso de zumo de fruta.

- **La vitamina B-12 (cobalamina)**.Si no obtiene suficiente vitamina B-12, puede experimentar somnolencia, confusión o pérdida de la memoria, y el insomnio. B-12 se combina a menudo con B-5, y se encuentra naturalmente en el germen de trigo, plátanos, cacahuetes y semillas de girasol. Si se toma como suplemento, la dosis recomendada es de 25 mg por día.

- **La vitamina B-5 (ácido pantoténico).**Demasiado poco B-5 puede causar insomnio y cansancio. Se recomienda la vitamina B-5 funciona como un reductor de la ansiedad, y una dosis diaria de 100 mg.

- **Ácido fólico.**El suplemento sintética de ácido fólico es procesada por el cuerpo de manera más eficaz que el ácido fólico que se encuentra en la naturaleza. Demasiado poco de ácido fólico puede causar insomnio. Los alimentos que contienen ácido fólico incluyen fibra de hoja verde, jugo de naranja, granos y cereales fortificados. La dosis recomendada es de 400 mg por día.

- **Cobre**. Según un estudio reciente, las mujeres pre-menopáusicas con una deficiencia de cobre suelen tener dificultad para dormirse. En este estudio, las mujeres que tomaron 2 mg de cobre al día se quedó dormido más rápido y se sintió más fresco al despertar. Una buena manera de incluir más cobre en su dieta es comiendo ostras cocidas y langosta.

Una dieta equilibrada es la mejor manera de combatir las deficiencias de vitaminas. Usted puede tratar de añadir algunos suplementos para ver si se nota una diferencia sustancial. Si no ve un cambio notable, que complementa la parada y el enfoque de comer bien y hacer ejercicio regularmente.

Conclusión

Este libro le ha proporcionado un número de maneras a los problemas de la lucha del sueño de forma natural, sin depender de perjudicial o adictivo narcóticos u otros medicamentos potencialmente. Al tratar estos métodos alternativos, probar un par a la vez para que pueda identificar más fácilmente lo que funciona bien para usted, y lo que no. Seleccionar métodos que puede comprometerse a aplicar y de inmediato.

Al igual que con cualquier problema médico, no dude en ponerse en contacto con su médico para discutir sus problemas de sueño y determinar si sus síntomas pueden estar relacionados con su salud en general. Su médico le puede guiar a través de los canales tradicionales, así como los remedios naturales que se detallan en el libro. Las principales prioridades están manejando sus problemas relacionados con el sueño, y la protección de su salud en general.